LA

MÉDECINE

PAR

J.-F. DUCREST

« La plus haute mission terrestre de
« l'homme est d'être prêtre du feu sacré
« de la vie, dispensateur des plus beaux
« dons de Dieu, et maître des forces oc-
« cultes de la Nature, c'est-à-dire d'être
« Médecin. »

C. G. HUFELAND.

XXXV Aphorisme.

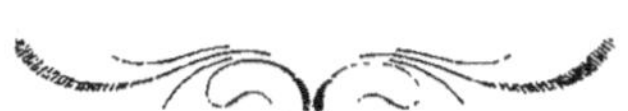

GRENOBLE

IMPRIMERIE ÉD. ALLIER, GRAND'RUE, 8

1865

LA MÉDECINE

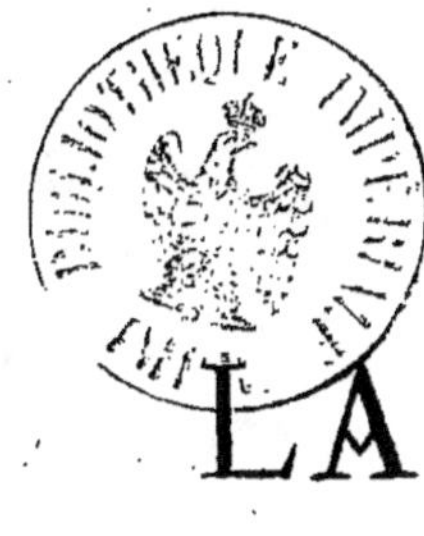

PAR

J.F. DUCREST

Le premier devoir de l'homme est de
se bien porter.

Achille ARNAUD.

LA MÉDECINE [1]

I.

Du bilan médical, je vais tracer l'ébauche.
J'ose espérer, Messieurs, ne pas trouver de gauche
    Parmi mes auditeurs ;
A louer mes efforts, vous serez unanimes,
Et vous accueillerez mes innocentes rimes
    Par des bravos flatteurs.

II.

Assez longtemps le monde armé du ridicule,
A frappé notre corps d'une injuste férule ;
    Il est temps d'en finir.
Nous n'avons d'ennemis que ceux de la science ,
De notre valeur propre ayons la conscience,
    Soldats de l'avenir !

III.

Pour moi, je viens ici dire aux enfants des hommes
Ce que nous voulons être avec ce que nous sommes ;
    Et montrer l'idéal,
Le saint but que poursuit la phalange compacte
Des médecins entr'eux unis par un grand pacte :
    Guerre acharnée au Mal !

(1) Lue au banquet des médecins de la Savoie, dans la réunion
annuelle tenue à Albertville , le 22 mai 1864.

IV.

Ce monstre tient le globe étouffé dans sa serre ;
Et pourtant, qui dira : — « Le Mal est nécessaire ;
     « Il est bon de souffrir ? »
Que la Mort soit le terme où tout être s'avance,
C'est l'inflexible loi ; malgré l'eau de Jouvence
     Hélas ! il faut mourir ?

V.

Mais la Douleur n'a pas la même raison d'être ;
De quel droit viendrait-elle assaillir l'homme en traître,
     Serpent parmi les fleurs ?
Non ; faisons de la vie une longue liesse,
Et qu'à cent ans passés on meure de vieillesse,
     Sans regrets et sans pleurs.

VI.

Guerre donc, guerre au Mal ! — telle est notre devise ;
S'il ne peut le tuer, que le médecin vise
     A le rendre impuissant ;
A porter un remède à chaque maladie ,
Et, vigilant pompier, éteindre l'incendie
     Dans son foyer naissant.

VII.

Ces généreux espoirs sont traités d'utopies ;
Pour les inquisiteurs, nous sommes des impies
    Bons à jeter au feu.
— L'utopie est, qui sait? la vérité voilée.
Aux autres je réponds: Jenner et Galilée
    Ont-ils offensé Dieu?

VIII.

Poursuivons nos travaux ; combien de découvertes
Il reste à faire encor dans les routes ouvertes
    Par le génie humain !
La Solidarité des sciences humaines
Est la loi du Progrès dans ses divers domaines
    Et dans son long chemin.

IX.

Fille de la Piété, la noble Médecine
A tâtonné longtemps dans l'obscure officine
    Des premiers guérisseurs ;
Mais les siècles ont fait de l'art une science ;
Elle marche aujourd'hui, grâce à sa patience,
    L'émule de ses sœurs.

X.

Elle a dans ses secrets pénétré la Nature ;
Sous son regard perçant l'humaine créature
    Est comme un livre ouvert ;
De la Biologie elle sait les arcanes ;
Normal ou maladif, l'état de nos organes
    D'ombres n'est plus couvert.

XI.

— Mäis de la Maladie on ignore l'essence ! —
Qu'importe ? Ne peut-on sans cette connaissance
    Donner la guérison ?
Le stérile examen des causes primitives
Cède aujourd'hui le pas aux choses positives
    Qu'enseigne la Raison.

XII.

Nous, médecins formés à l'école pratique,
Dirigeons nos regards vers la Thérapeutique,
    But de tous nos efforts ;
C'est en proportion des cures obtenues
Que nous sommes prisés, ou portés jusqu'aux nues
    Ou plongés chez les morts.

XIII.

Aux moyens curatifs appliquons notre étude;
Forçons, par nos bienfaits, forçons la gratitude,
Le souvenir au moins,
Des clients oublieux dont la courte mémoire
Ne va pas au-delà du modeste mémoire
Réclamé pour nos soins.

XIV.

Car je vous le demande, existe-t-il sur terre
Un digne sacerdoce, un noble ministère
Plus mal récompensé?
Le Médecin n'est pas payé comme un manœuvre ;
A peine s'il retrouve, au terme de son œuvre,
L'or qu'il a dépensé.

XV.

Et pourtant, quel labeur ! Au cercle, au lit, à table,
Que l'amitié l'enchaîne, ou le sommeil l'accable,
— Chemine, Juif errant ! —
Que de fois, à minuit, sa lampe à peine éteinte,
La sonnette argentine à ses oreilles tinte
Comme un glas de mourant.

XVI.

Est-ce tout ! Non ; voici l'ignoble concurrence ;
Le charlatan cupide exploite l'ignorance,
  L'amour du merveilleux ;
Sous divers noms,—dentiste, ou somnambule, ou miége,—
A la santé publique il tend un vaste piége
  Et pullule en tous lieux.

XVII.

Jusqu'à quand tondra-t-il les moutons de Panurge ?
Enfin de cette lèpre il faudra qu'on nous purge ;
  Nous sommes citoyens !
Si la loi veille à tout, hormis ce saltimbanque,
Devrons-nous suppléer à l'appui qui nous manque
  Par nos propres moyens ?

XVIII.

Confrères, poursuivons notre rôle modeste ;
Travaillons nuit et jour ; guérissons, et le reste
  Nous viendra par surcroît ;
Apportons notre obole à la commune caisse,
Pour venir au secours de celui qui s'affaisse
  Sous sa trop lourde croix.

XIX.

Soyons humains pour tous. Lorsqu'Hippocrate adresse
A certain roi de Perse, ennemi de la Grèce,
    Un refus trop vanté,
Hippocrate forfait; son immense génie,
Ne vaut pas la vertu qu'ici je lui dénie ,
    La générosité.

XX.

La science moderne ignore l'égoïsme,
Que l'Achille italien, affolé d'héroïsme,
    Reçoive un plomb fatal
En courant provoquer les soldats de la France;
Le français Nélaton, ému de sa souffrance,
    Extrait l'impur métal.

XXI.

Toujours prêt à sceller la doctrine nouvelle,
Le vrai Médecin court où le devoir l'appelle,
    Sans esprit de parti;
L'hiver comme l'été, qu'il vente, neige ou pleuve,
Il s'empresse au grabat du pauvre et de la veuve,
    Comme au somptueux lit.

XXII.

Ainsi nous resterons l'ancre au malheur propice ;
Ainsi nous resterons l'œil droit de la Justice,
    Le flambeau du Progrès.
Qu'un membre gangréné quitte la voie honnête,
Le corps n'en souffre pas ; un seul Tardieu rachète
    Mille La Pommerais.

XXIII.

J'ai voulu, par ces vers, honorer notre Agape ;
La muse qui m'inspire a pensé qu'Esculape
    Était fils d'Apollon.
La Nature a partout quitté sa blanche gaze ;
Quel instant mieux choisi pour lâcher mon Pégase.
    Dans le sacré vallon ?

J. DUCREST.

Albertville, 21 mai 1864.

Grenoble. — Imp. ALLIER. — 12 64.

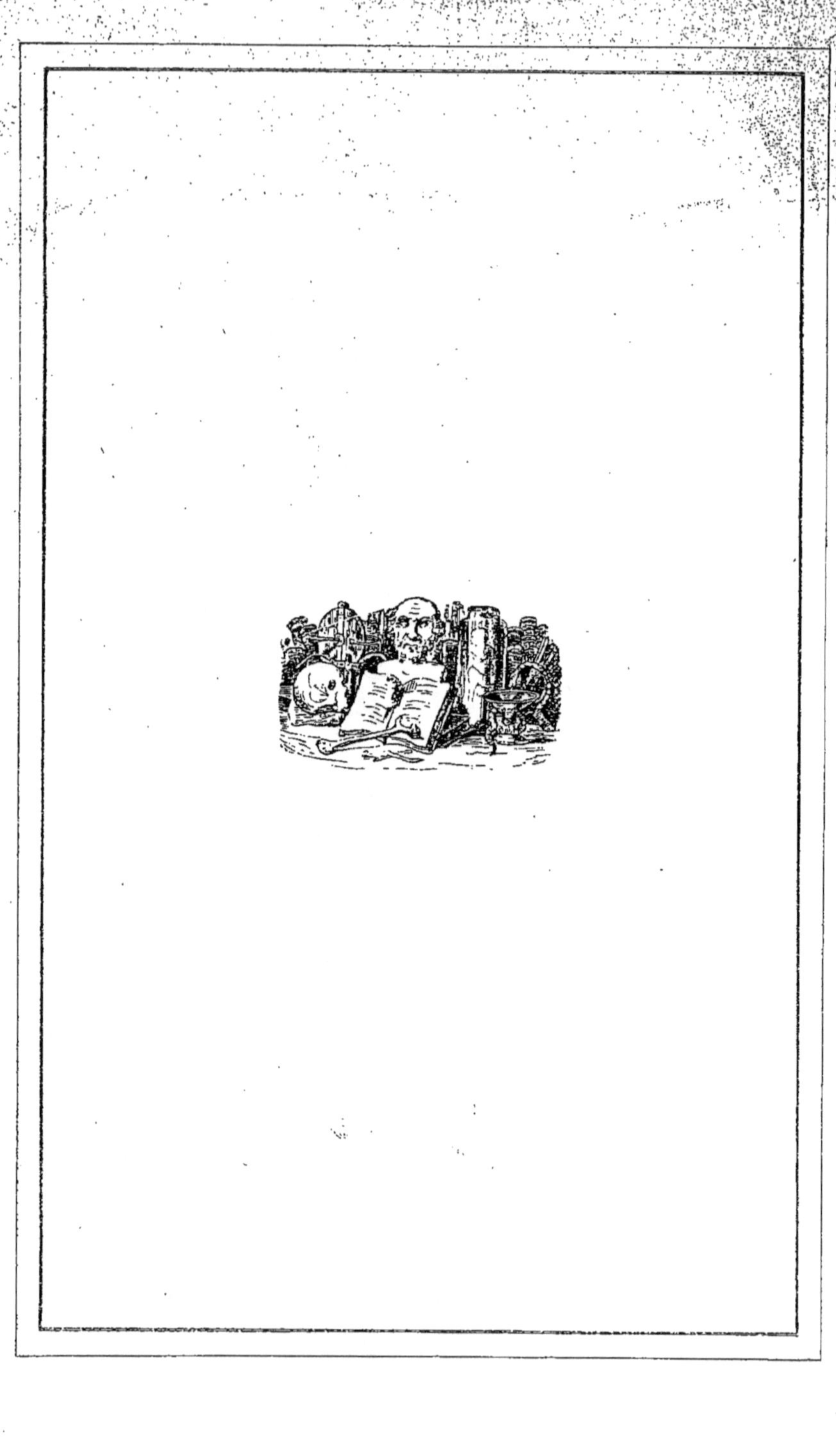